AF246809

MÉMOIRE

SUR

LES POLYPES

DE L'OREILLE

Et sur une nouvelle méthode opératoire

POUR OBTENIR LEUR GUÉRISON,

Par M. BONNAFONT, Docteur en Médecine,

Chevalier de la Légion d'honneur, chirurgien-major de 1re classe à l'hôpital du Gros-Caillou, Membre correspondant des Académies de médecine de Paris et de Madrid; des Sociétés de médecine et académique de Marseille, de la Société des Sciences et Arts de la Loire-Inférieure, des Sociétés des Sciences naturelles et vésalienne de Bruxelles ; titulaire de la Société médico-chirurgicale de Paris et de la Société médicale du 1er arrondissement.

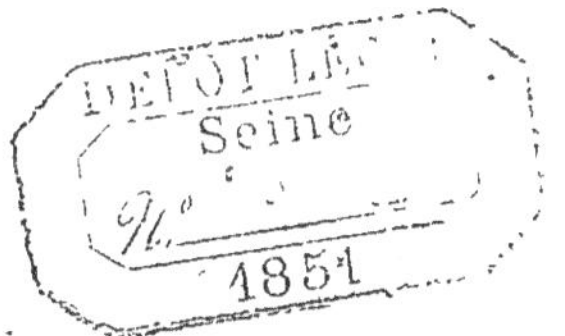

PARIS,

TYPOGRAPHIE DE H. V. DE SURCY ET Cᵒ,

RUE DE SÈVRES, 37.

—

1851

MÉMOIRE

SUR LES

POLYPES DE L'OREILLE

Et sur une Nouvelle Méthode opératoire

POUR OBTENIR LEUR GUÉRISON.

Les tumeurs nées et implantées dans le tissu cellulaire des membranes muqueuses ont reçu le nom de polypes, à cause de la ressemblance que les anciens ont cru leur trouver avec les polypes (autrefois nommés polypes marins). Le caractère essentiel qui les distingue des autres tumeurs, est leur naissance, qui a lieu toujours dans les cavités tapissées par les membranes muqueuses, puisque jamais les véritables polypes ne naissent ailleurs. Toutes les cavités ou conduits à parois osseuses ou charnues qui sont recouvertes d'une muqueuse, peuvent donc devenir le siége de ces excroissances charnues. C'est ainsi qu'on les rencontre aux fosses nasales, à l'oreille, au larynx, au pharynx, à l'œsophage, à l'estomac, aux intestins, à la vessie, à l'utérus, etc.

Notre intention n'est pas de passer en revue les polypes qui se développent dans l'intérieur de toutes ces cavités, mais seulement d'ajouter à l'étude de ceux qui paraissent dans le conduit auditif externe, le résultat des observations que notre pratique nous a permis de recueillir.

Et d'abord, ne craignons pas de dire que, comme toutes les maladies qui affectent l'organe de l'audition, les polypes de l'oreille ne sont pas traités avec toute l'importance que semblent leur mériter : 1° la profondeur du conduit auditif qui rend leur exploration et leur traitement fort difficile; 2° la délicatesse de l'organe de l'ouïe, dont les fonctions sont à chaque instant compromises par la présence de ces corps étrangers; 3° les accidents, quelquefois mortels, auxquels ils peuvent donner lieu, comme nous l'avons observé deux fois depuis deux ans.

En y réfléchissant un peu, il semblerait que l'étude pathologique d'un organe ou d'un appareil fût en raison de leur importance physiologique. Cela devrait être et cela est pour presque tous les organes, excepté pour celui de l'audition, et quel autre cependant joue un rôle plus important dans le mécanisme de la vie? Combien de volumes ont été écrits sur les maladies des yeux et sur chacune d'elles en particulier, tandis que c'est à peine si on en trouve uniquement consacrés à l'étude de celles qui affectent l'oreille; cette différence ne peut s'expliquer que par la difficulté que présente l'exploration de cet organe dont la position profonde et cachée le dérobe entièrement aux yeux de l'observateur. Des moyens artificiels sont donc ici nécessaires et indispensables pour aider le praticien dans l'examen des différentes affections de l'oreille, soit qu'il veuille chercher leur diagnostic par le conduit auditif externe ou par la trompe d'Eustache (1).

---

(1) Mais encore une fois, nous sommes forcé d'avouer que les efforts des hommes de l'art n'ont pas marché de front avec ceux qui ont été faits pour aider les investigations nécessaires au diagnostic et au traitement des maladies qui siégent dans des organes qui, comme l'oreille, réclament le secours de moyens artificiels.

Nous allons tâcher de combler en partie la lacune qui existe à l'égard des polypes en relatant tout ce que nous savons : 1° sur le siége, le caractère de ces productions morbides, et sur la forme qu'elles affectent dans le conduit auditif, soit qu'elles prennent naissance sur ses parois ou sur la membrane du tympan; 2° sur les symptômes qui les accompagnent et les dangers qu'il y a de les y laisser séjourner trop longtemps; 3° sur le traitement qu'ils réclament ainsi que sur le mode d'opération qui leur convient.

Comme tous les polypes en général, ceux qui naissent dans le conduit auditif externe affectent différents caractères : tantôt ces excroissances charnues sont dures, résistantes, bosselées, ou lisses et polies à l'extérieur; tantôt elles sont molles, rouges, obéissent à la plus légère pression et reprennent vite leur position dès qu'on cesse de les presser. Dans ce cas, ils peuvent être spongieux ou vésiculaires, à surface assez dense pour résister à l'action du stylet boutonné, ou bien se déchirer à la plus légère pression et fournir une petite hémorrhagie au moindre attouchement; sensibles ou indolores. J'en ai rencontré qui ne pouvaient supporter le contact de l'éponge sans provoquer les plus vives douleurs, tandis que d'autres ne témoignent aucune sensibilité, même en y enfonçant la pointe d'un stylet. A propos de sensibilité, il est très-essentiel de distinguer celle qui dépend réellement de l'organisation du polype, de celle qui peut provenir de la pression que cette excroissance exerce sur les parties environnantes quand elle-même se trouve soumise à la pression d'un instrument quelconque. Si le polype est adhérent à la membrane du tympan où seulement dans son voisinage, il est facile de comprendre que le plus léger déplacement pouvant comprimer cette membrane, il en résultera des douleurs qui auront leur siége ailleurs que dans le tissu du polype. On comprend combien il importe pour le choix des moyens curatifs de préciser la sensibilité polypeuse de celle qui dépend uniquement de la compression du tympan, afin de ne pas appliquer dans certains cas un procédé opératoire qui convient mieux dans d'autres. Les études auxquelles nous avons cru devoir nous livrer à ce sujet nous ont mis à même d'établir une distinction qui ne peut laisser aucun doute dans l'esprit du chirurgien; c'est ce qui ressortira, j'espère, des signes que nous indiquerons dans un instant.

Point d'insertion. — Le point d'insertion du polype peut se faire indistinctement sur toutes les parties du conduit et de la membrane du tympan. Mais, contre l'opinion de la plupart des chirurgiens, qui prétendent que les polypes prennent rarement naissance au fond du conduit, nous soutenons qu'on les rencontre bien plus souvent aux environs de la membrane du tympan ou sur cette membrane même qu'à l'orifice du conduit. Une pareille assertion n'a pu être émise que parce que des chirurgiens négligeant d'examiner le conduit, ils n'ont pu reconnaître les polypes qu'autant que leur insertion se faisait aux environs du méat extérieur. Nous avons eu occasion d'observer un assez grand nombre de ces productions, et nous pouvons affirmer que, sur dix, huit au moins prennent leur point d'insertion au fond de l'oreille près de la membrane du tympan ou sur cette membrane elle-même.

Les polypes qui naissent dans l'oreille peuvent, tant qu'ils ne sont pas très-volumineux, affecter une foule de formes : arrondis, ovales, aplatis, allongés, etc., etc., soutenus par un pédicule étroit et court, ou allongé, ou bien à base aussi large que le polype. Mais, aussitôt que cette excroissance acquiert des dimensions qui tendent à dépasser la capacité du conduit auditif, toutes ces formes se réduisent à une seule, qui est celle que lui impriment les parois de cette cavité, lesquelles offrant une résistance égale au développement du polype, obligent celui-ci à s'étendre dans la direction du conduit et à prendre les formes allongées. Il arrive souvent que, sous l'influence de causes qu'il est difficile de saisir, l'accroissement des polypes se fait dans un seul sens, soit en dehors du côté du méat, soit en dedans du côté de la cavité du tympan. Tant que le polype prend son point d'insertion sur une partie quelconque des deux tiers externes du conduit et que son accroissement se fait en dehors, il n'est accompagné ordinairement d'aucun symptôme autre que ceux qui résultent du plus ou moins d'obstruction du conduit, et qui sont : 1° embarras et gêne dans cette partie de l'oreille accompagné de surdité plus ou moins complète; 2° toujours écoulement purulent dont la nature et l'abondance varient selon les diverses altérations qui le produisent; 3° quelquefois, mais rarement, il y a douleurs, si ce n'est quand le polype acquiert un tel développement, qu'il exerce une pression sur les parois correspondantes du conduit; douleurs qui, dans ce cas, augmentent beaucoup pendant les mouvements de mastication.

Pour peu qu'ils aient pris du développement, la présence de ces polypes est facile à constater, car il suffit d'élargir légèrement le méat auditif pour les distinguer à l'œil nu.

Mais s'ils prennent une direction opposée, c'est-à-dire du côté du tympan, leur présence n'est pas à beaucoup près aussi innocente. On comprend facilement qu'ils ne sauraient appuyer sur cette membrane sans donner lieu à des phénomènes qui compromettent plus ou moins les fonctions de l'organe de l'ouïe, ou du moins celles qui dépendent du jeu de l'appareil contenu dans la caisse du tympan. Ce sont ces phénomènes que nous allons chercher à analyser, parce qu'ils n'ont pas assez fixé l'attention même des médecins qui se sont occupés plus spécialement des maladies des oreilles. Supposons que le polype prenne naissance sur un point quelconque du conduit et que son accroissement se fasse en dedans; tant qu'il n'atteindra pas la membrane du tympan les choses se passeront comme nous venons de le dire il y a un instant, c'est-à-dire que sa présence ne se signalera que par un sentiment de gêne. Mais aussitôt que le sommet du polype touchera le tympan, le malade éprouvera une douleur vague qui se fera sentir plus particulièrement à la gorge, à la naissance de la trompe d'Eustache. Il est inutile de dire que ce symptôme disparaît quand le tympan cesse d'être comprimé pour reparaître aussitôt que la compression recommence. Quelquefois aussi le tympan peut s'habituer à cette compression, pourvu que, même durant longtemps, elle se fasse d'une manière toujours égale. De là, les alternatives qu'éprouve l'ouïe et qui finit par s'arrêter à un degré de dureté relatif au volume du polype et au degré de compression qu'il exerce sur le tympan.

Si le polype continue à grossir du côté de la caisse, la compression de la membrane tympanique produira des accidents autres que ceux que nous venons d'indiquer. Ainsi, il y aura une douleur ordinairement très-vive au fond de l'oreille, qui augmentera pendant la mastication, le bâillement, la toux et la déglutition, celle-ci ayant pour effet, chaque fois qu'elle s'accomplit, de refouler un grand volume d'air par les trompes jusqu'à la caisse (ce que nous avons pu vérifier un grand nombre de fois) ; le tympan se trouvant refoulé en sens inverse de la compression que lui fait subir le polype, il en résulte un surcroît de douleur que le voisinage du nerf facial fait irradier sur les parties du crâne et de la face du même côté.

Le malade, sans accuser un trop grand mal de tête, éprouve cependant des éblouissements, des vertiges et parfois des vomissements. Pendant la période d'acuité, à ces symptômes se joint une démarche mal assurée, vacillante comme celle d'un homme qui se trouve sous l'influence d'un commencement d'ivresse. Tous ces symptômes, qui atteignent quelquefois un degré d'intensité extrême, cessent tout à coup, à la suite d'un écoulement sanguin qu'a produit le dégorgement du polype. Celui-ci, dont la présence dans le conduit auditif ne se révèle par aucun signe inhérent à son propre état, peut rester des mois et même des années sans autre accident que la gêne, le plus ou moins de surdité et d'écoulement qui en sont inévitablement la conséquence. Il nous serait facile de citer plusieurs exemples de personnes qui avaient des polypes à l'oreille depuis plusieurs années sans que les médecins traitants se fussent doutés de leur existence. Quand le polype est revenu sur lui-même et qu'il n'exerce plus aucune compression sur le tympan, tous les accidents cessent, l'ouïe reprend sa portée ordinaire et les choses continuent ainsi jusqu'à nouvelle crise qui, le plus ordinairement, se caractérise par une aggravation des accidents dus en grande partie à un volume plus considérable qu'acquiert le polype. A la longue, celui-ci devient plus dur, plus consistant et est moins susceptible de subir de grandes variations dans son volume.

Il semblerait résulter de cette disposition que les accidents déterminés par la compression du tympan devraient être constants, de même que la cause qui les produit; mais il n'en est rien. Peu à peu, la membrane et la corde du tympan, causes principales de toutes ces douleurs, soit que, obéissant légèrement à la pression du polype, elles cessent de tirailler les parties voisines, soit que, s'habituant tout simplement à cette pression, elles ne produisent plus, après un temps qu'il est impossible de déterminer, aucun accident que la surdité ou une grande dureté de l'ouïe. Si, dans cette circonstance, on opère l'extraction du polype en ayant soin de ménager la membrane du tympan, on trouve celle-ci recouverte d'une couche de matière blanchâtre et fortement refoulée du côté de la caisse; le marteau, de vertical qu'il était, prend une position horizontale à la partie supérieure de la cavité du tympan qui, par cette disposition, se trouve entièrement effacé. Le polype ayant été extrait, si ce refoulement du tympan n'est pas assez ancien pour avoir déterminé des adhérences trop fortes de cette membrane avec la paroi interne de la caisse ainsi que l'ankylose de l'articulation du marteau avec l'enclume, tout ne sera pas perdu pour l'audition, il suffira alors : 1° de traverser le tympan avec une petite érigne et de le tirer à soi au moyen de légères tractions; 2° de pousser par la trompe d'Eustache des insufflations aériennes à l'aide d'une pompe, pour que les colonnes d'air, venant se briser contre la surface interne du tympan, favorisent ainsi l'éloignement de cette membrane de la paroi interne de la caisse. Lorsque ces deux moyens restent insuffisants pour opérer le décollement, voici un nouveau procédé que je mets en usage et qui m'a réussi deux fois. Je pratique une légère perforation du tympan sur le point resté libre en face de la trompe d'Eustache, puis, à l'aide d'un stylet boutonné, recourbé à sa pointe, que je fais passer par cette ouverture, je tâche, par de légers mouvements de rotation et de tractions, de le faire passer entre la membrane et la paroi de la caisse. Il est rare que ce moyen échoue complétement, car, presque toujours, il produit une amélioration notable dans l'audition. Il est facile de comprendre que l'application du tympan contre la paroi interne de la caisse, en obstruant entièrement la fenêtre ronde pendant qu'elle paralyse le mouvement de la chaîne des osselets et de l'étrier surtout, est un obstacle au mécanisme de l'ouïe et qu'il suffit d'en opérer le décollement pour obtenir une amélioration immédiate, pourvu, toutefois, que le nerf acoustique ne soit pas paralysé.

D'autres fois, la membrane du tympan, au lieu de céder à la pression que le polype exerce sur elle, se brise et laisse passer ce dernier dans la caisse. Arrivée dans cette cavité, la portion du polype ne trouvant plus aucun obstacle, y grossit autant que le lui permet la capacité du tympan, et y détermine presque toujours des désordres qui entraînent la chute des osselets, et plus tard la destruction de la membrane du tympan, ou bien si elle résiste à l'action destructive de la suppuration abondante qui accompagne cette affection, elle forme à l'endroit qui a donné passage au polype un col qui étrangle ce dernier, d'où résultent de temps en temps des douleurs très-vives.

On comprend que la surdité est presque toujours complète dans ces sortes de polypes dont l'extraction est d'autant plus difficile qu'ils sont engagés dans la membrane du tympan d'où on ne saurait les arracher sans compromettre cette membrane, pour peu surtout que la portion du polype engagée dans la caisse soit plus volumineuse que l'ouverture du tympan qui lui a donné passage. Le procédé opératoire le moins douloureux, et celui dont les suites sont le moins à craindre, est l'*excision* du polype au niveau du tympan, et d'arracher la portion qui tient au pédicule, si mieux on n'aime en faire aussi l'*excision*; de cette manière, on ménage la membrane du tympan, et malgré que son intégrité ne soit pas indispensable au mécanisme de l'ouïe, son arrachement, outre la douleur qu'il produit et les accidents qui peuvent en résulter, peut encore occasionner la chute des osselets, dont la perte, l'étrier compris, entraîne inévitablement la surdité. Si l'arrachement pouvait se faire en laissant ce dernier osselet en place et sans déranger la position qu'il occupe contre la fenêtre ovale, il

serait préférable, ou du moins bien plus expéditif que les autres procédés. Mais on comprend combien il serait difficile
que des tiraillements un peu forts pussent être supportés par
la membrane du tympan, sans que la chaîne des osselets n'en
fût ébranlée; l'étrier seul, à cause de la résistance que lui
prête son muscle, pourrait quelquefois lutter avec avantage;
mais c'est là une chance sur laquelle il ne faut pas trop comp-
ter, quand on peut se conduire autrement. Il n'en est pas
d'ailleurs des polypes de l'oreille comme de ceux des autres
cavités, où, pour l'opération, le chirurgien n'a à se préoccu-
per que des accidents résultant de son extraction ; tandis que,
pour ceux qui viennent à l'oreille, le malade demande ou du
moins désire, non-seulement qu'on l'en débarrasse, mais
encore qu'on lui conserve ou qu'on rétablisse l'exercice de
l'organe qui ne fonctionne plus depuis longtemps. Quels que
soient les vœux et les désirs du malade à cet égard, il est du
devoir du chirurgien de s'enquérir, avant l'opération, si l'organe est encore susceptible de percevoir les sons; *auquel* cas ,
il devra toujours, dût-il prolonger l'opération, donner la pré-
férence au procédé qui lui permettra de remplir le double
but de l'extraction du polype tout en ménageant le plus pos-
sible les organes qui concourent au mécanisme de l'ouïe. Pour
peu que les fonctions de l'oreille se rétablissent, le bonheur
qu'éprouvera le malade à la perception des sons lui fera bien-
tôt oublier les douleurs légères de l'opération et le temps qui
aura été mis à la pratiquer.

Quant à la portion du polype qui, après l'excision, doit né-
cessairement rester dans la caisse, l'hémorrhagie qui a lieu
après l'opération diminuant beaucoup de volume, on peut le
lendemain, et quelquefois plus tôt, le saisir avec une petite
érigne et l'attirer au dehors à travers l'ouverture du tympan.
On comprend combien il importe que le conduit auditif soit
bien éclairé pour que l'opérateur n'aille pas à tâtons et qu'il
puisse, sans hésiter, introduire l'instrument à travers l'ouverture du tympan jusqu'à la caisse; c'est là un résultat important que la lumière solaire ne saurait procurer, et que
nous obtenons très-bien à l'aide de l'appareil que nous avons
imaginé pour remplacer la lumière solaire, d'ailleurs si incon-

stante, par la lumière artificielle toujours à notre disposition (1).

Si la portion du polype restée dans la caisse est trop petite pour être saisie par l'érigne, on pourra essayer de la chasser au dehors au moyen d'insufflations gazeuses dirigées dans

---

(1) L'appareil dont nous nous servons depuis quinze ans pour éclairer le conduit auditif, ainsi que la membrane du tympan, consiste dans un instrument (pl. 2, let. A) en cuivre de forme cylindrique, ayant six centimètres de hauteur et cinq de diamètre, composé de deux valves articulées à charnières, de manière à pouvoir s'ouvrir pour s'adapter au verre d'une lampe correspondant au foyer lumineux. Ce cylindre présente, d'un côté, une ouverture circulaire de deux centimètres, munie d'une lentille convexe des deux côtés, et communiquant à un petit tube soudé sur le corps de l'instrument. Ce petit tube est garni : 1° d'un miroir réflecteur placé en face de la lentille, et décrivant avec elle un angle de 45 degrés ; 2° d'une seconde lentille fermant l'ouverture correspondante du tube. On comprend maintenant que la partie cylindrique de l'instrument, une fois adaptée à la lampe, la lumière de celle-ci est fortement rétractée par la première lentille avant d'être reçue par le miroir réflecteur, lequel à son tour la réfléchit à angle droit sur la deuxième lentille, qu'elle traverse en se condensant, et forme en sortant, un faisceau lumineux très-intense, lequel, dirigé sur le conduit auditif pendant que celui-ci est dilaté par le petit spéculum bivalve, éclaire si bien toutes les parties de ce tube, qu'il devient facile de distinguer toutes les transformations morbides qu'il peut subir, et d'y pratiquer les opérations qu'elles peuvent réclamer.

En outre de cet instrument, que nous serions tentés d'appeler otoscope (cet appareil sera représenté à la fin du mémoire), qui ne sert que pour des cas pathologiques, nous en avons fait construire un second, muni d'un équipage microscopique grossissant cinq fois les objets, et qui nous a servi à faire des expériences physiologiques sur la membrane du tympan, que nous ferons connaître dans un prochain travail.

Quant au spéculum bivalve et à bascule, mû par une petite vis de pression, comme on le voit à la planche 1, let. A et B, il a l'avantage sur celui d'Itard : 1° d'être plus petit, plus léger et d'une introduction plus facile dans le conduit auditif ; 2° de tenir seul dans ce conduit lorsqu'il a été suffisamment dilaté par la pression, et de pouvoir suivre ainsi tous les mouvements de la tête du malade, sans occasionner aucune douleur, comme cela a lieu avec le spéculum à branches ; 3° enfin, et avantage principal, en tenant seul à l'oreille, de donner la liberté aux deux mains de l'opérateur, et de rendre ainsi beaucoup plus faciles, des opérations qu'il peut être urgent de pratiquer dans les conduits auditifs.

l'oreille par la trompe d'Eustache. Ces insufflations ont encore l'avantage d'empêcher le corps étranger de s'engager dans la trompe, où il pourrait être entraîné avec la suppuration qui, dans ce cas, engoue la caisse et qui tend à s'écouler, partie par l'ouverture du tympan et partie par la trompe jusqu'à l'arrière-gorge. Si cependant ce fragment charnu résistait à tous ces moyens, il ne faudrait pas s'obstiner à l'extraire, car entièrement isolé et privé de tous éléments nutritifs, il ne tarde pas à se putréfier et à être éliminé avec les matières puriformes au milieu desquelles il nage.

Diagnostic.—On constate la présence du polype par l'inspection minutieuse du conduit auditif ; le siége et l'épaisseur de leur pédicule, à l'aide d'un stylet dégagé, boutonné et légèrement recourbé à sa pointe. On le fait glisser entre le polype et les parois du conduit en cherchant à l'engager derrière le point d'insertion. Une fois que le pédicule est engagé dans la *courbure* de l'instrument, on peut juger facilement de son épaisseur, du point précis où il s'attache, et de la distance du tympan. Si le stylet ne peut être introduit à cause de la douleur qu'il provoque, on pourra, par le simple attouchement du polype, acquérir presque les mêmes notions ; car si son pédicule est étroit et un peu long, la plus légère pression le fera obéir et ballotter dans le conduit, et même, s'il est près de la membrane du tympan, la même pression le poussant contre cette membrane, le malade éprouvera une douleur très-vive accompagnée de quelques vertiges, et très-souvent aussi d'un léger larmoiement de l'œil du même côté. Si, au contraire, il est à base un peu large, il sera plus résistant, et, à moins qu'il ne touche le tympan, sa pression ne donnera lieu qu'à une douleur locale, et jamais aux phénomènes précédents.

Les polypes qui naissent sur la membrane du tympan reposent le plus ordinairement sur un pédicule plus large que ceux dont nous venons de parler, et ne sont pas susceptibles d'acquérir les mêmes dimensions. Presque toujours aplatis en forme de champignons, à surface *granulée*, ils s'étendent en largeur seulement, et restent appliqués contre le tympan qu'ils masquent entièrement. Cette disposition, quand ils ne sont pas très-épais, les rend très-difficiles à reconnaître à la vue seule, à cause de la surface externe qui simule parfois assez bien la membrane du tympan. Il faut alors, au moyen d'un stylet droit, tâcher de leur imprimer un mouvement de rotation. Quelle que soit la largeur de leur pédicule, on pourrait toujours alors obtenir un léger déplacement qui suffit pour *déceler* leur existence.

Pronostic. — Le pronostic des polypes dépend : 1° de l'altération des tissus sur lesquels ils naissent ; 2° du point de leur insertion ; 3° de leur organisation particulière ; 4° de la largeur de leur pédicule ; 5° du désordre qu'ils ont déjà produit dans l'oreille.

1° Le polype n'étant jamais que l'effet ou une production anormale développée sur un tissu lui-même altéré, on comprend que le pronostic sera en raison de la cause qui a produit cette altération, et surtout de la constitution du sujet. Si elle est scrofuleuse, lymphatique, ou *viciée* par d'autres maladies antérieures qu'il est inutile de nommer.

2° *Du point de leur insertion.* La différence du point d'insertion du polype n'offre de gravité qu'en raison des difficultés qu'il présente pour l'opération et du désordre qu'il peut occasionner sur l'appareil de l'ouïe quand il s'insère sur ou près de la membrane du tympan.

3° *De leur organisation particulière.* Considérés isolément, les polypes mous et spongieux seront moins graves que ceux d'un tissu plus compacte. Les premiers cèdent à la plus légère résistance et se dégorgent facilement, tandis que les seconds peuvent, par la compression qu'ils sont susceptibles d'exercer quand ils sont volumineux, produire des accidents locaux et généraux quelquefois fort graves. Mais si on considère ces productions par rapport à la cause qui a pu les engendrer, celles dont le tissu est spongieux et saignant ont un caractère autrement grave, car, comme l'a dit Itard, elles sont susceptibles d'une dégénérescence fâcheuse.

4° *De la largeur de leur pédicule.* Plus un polype repose sur un pédicule large, plus l'opération en est difficile et plus il est susceptible de récidiver à cause des difficultés qu'il y a d'atteindre avec le caustique toute la surface que l'opération laisse à nu. En outre, si un polype à base un peu large s'implante sur le tympan, il entraîne toujours ou presque la perte de cette membrane, et quelquefois celle des osselets. Nous disons quelquefois, car le plus souvent cette membrane peut être détruite par une altération morbide sans entraîner avec elle les osselets. Ceux-ci, retenus par leurs ligaments et surtout leurs muscles, résistent souvent à la cause qui détermine la destruction de la membrane. Mais alors, n'étant plus retenu par celle-ci, le marteau obéit à l'action de son muscle interne, qui l'entraîne en haut et en dedans, tandis que sa tête est légèrement abaissée et déjetée du côté du conduit auditif. Nous avons constaté, sur huit individus, l'exactitude de ces dispositions anatomiques, où la chaîne des osselets doit, dans presque tous les cas, se briser. La tête du marteau, par le mouvement de bascule qu'elle subit, s'éloigne de la paroi interne de la caisse, tire à soi l'enclume qui, à son tour, communique cette traction à l'étrier. Mais des trois osselets l'enclume étant le seul qui n'est fixé à la caisse par aucun muscle ni aucun ligament, se sépare de l'étrier ou du marteau. Le plus ordinairement c'est son articulation avec le premier de ces deux os qui cède et l'enclume reste fixée au marteau. Nous possédons trois exemples où les choses se sont passées ainsi, tandis que nous n'en avons pas encore rencontré où cet os soit resté fixé à l'étrier.

5° *Aux désordres qu'ils ont produits dans l'oreille*. Outre la perte de la membrane du tympan et de la chaîne des osselets, les polypes peuvent encore occasionner des accidents bien autrement graves. S'ils sont volumineux au point de comprimer les parois des conduits, ils ulcèrent la muqueuse et les tissus sous-jacents; dénudent l'os, et, si on ne se hâte de les enlever, ils ne tardent pas à déterminer la carie de la portion d'os *dénudée*, avec accompagnement d'une suppuration dont la fétidité et l'abondance exercent bien vite une *funeste* influence sur la constitution générale. Si le polype, par son volume, ne permet pas à la suppuration de sortir librement au dehors, celle-ci s'accumule dans la caisse, cherche une issue par la trompe d'Eustache ou bien gagne les cellules mastoïdiennes, où son long séjour finit par occasionner l'inflammation du tissu spongieux, lequel se traduit au dehors par l'engorgement, la rougeur et surtout la douleur des *téguments* qui recouvrent l'*apophyse* mastoïde. Jusque-là, si la cause est enlevée, tout peut se terminer par résolution, mais pour peu que le pus stagne plus longtemps dans les cellules mastoïdiennes, un abcès ne tardera pas à s'y former et à se faire jour au dehors en détruisant et désorganisant tous les tissus de cette apophyse. Parvenue à cette période, on sait combien une maladie d'oreille est grave et combien elle devient rebelle aux moyens curatifs. D'autres fois, l'inflammation irradie à l'extérieur en se propageant sur les tissus qui environnent l'oreille; la parotide s'engorge, acquiert un volume énorme, et par la pression que cette glande exerce sur le nerf facial qui la traverse, le malade éprouve des douleurs atroces qui se font ressentir sur tout le côté de la face et dont le siége principal est le front, l'œil et les dents de ce côté. Le malade ne peut, le plus souvent, faire mouvoir la mâchoire inférieure, sans jeter des cris; le conduit auditif est, en outre, tellement rétréci par la compression de la parotide qu'il est impossible de l'explorer et d'y diriger aucune médication. A ces accidents succède, le plus souvent, la paralysie partielle ou même totale du nerf facial. Parvenue à ce degré de gravité, la maladie se complique de vomissements qui deviennent parfois si intenses que l'estomac ne peut supporter la présence des plus simples aliments, ni d'aucune boisson. Ce symptôme purement sympathique, provoqué par la transmission de l'irritation au moyen des nombreux filets nerveux, qui de l'oreille s'anastomosent avec le grand sympathique et le pneumo-gastrique, indique que l'affection a pris un caractère de gravité fort inquiétant.

Le vomissement peut encore être déterminé par la suppuration qui de l'oreille coule par la trompe d'Eustache jusqu'à l'estomac, où, par sa présence, elle détermine un dépôt et plus tard la contraction de ce viscère. J'ai été témoin de deux faits où le vomissement ne reconnaissait pas d'autre cause.